I0059010

T 5
158

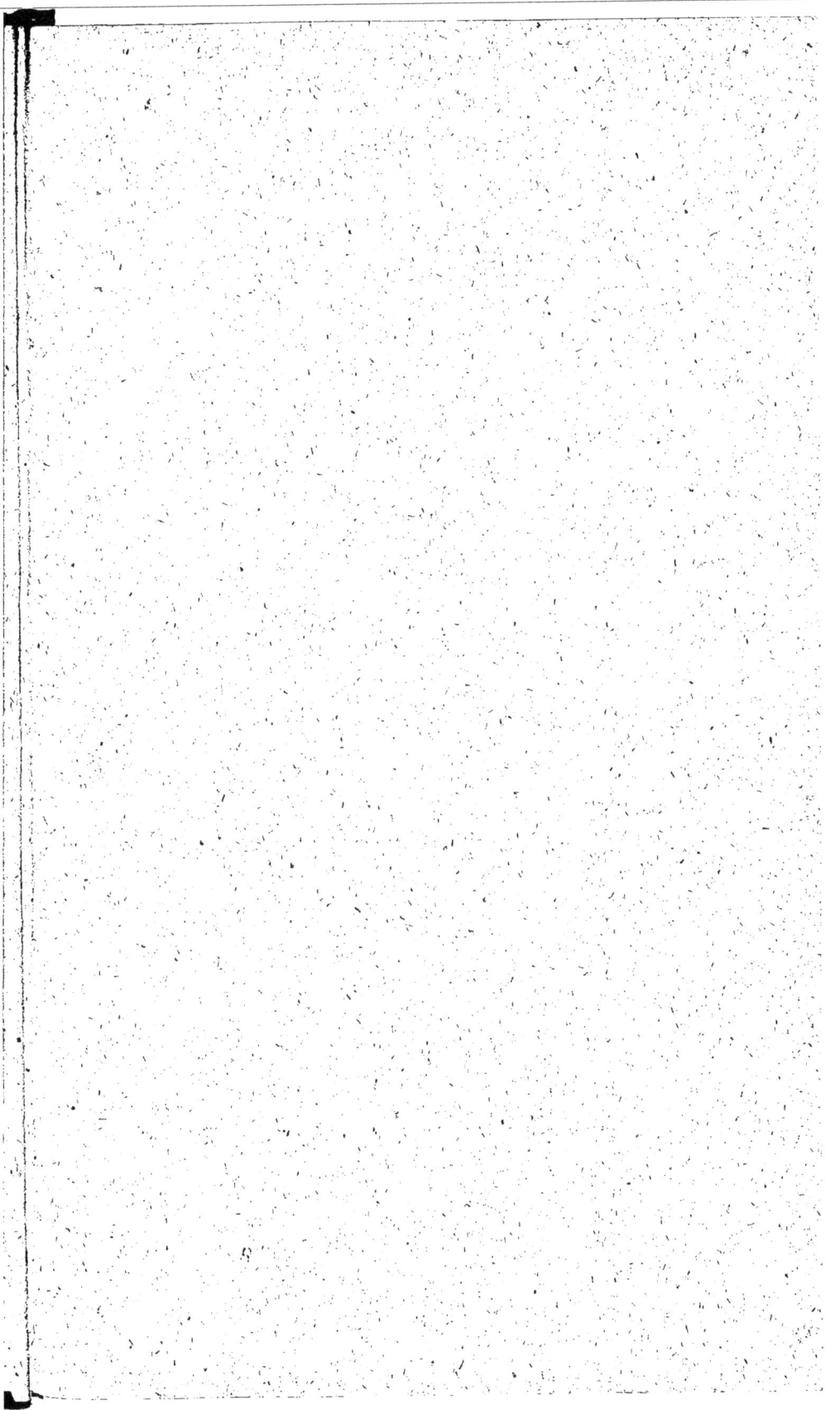

T⁵, 158

LETTRE

SUR

L'ANATOMISME ET LE VITALISME,

ADRESSÉE

à M. le Docteur AMÉDÉE LATOUR,

Rédacteur en chef de l'Union Médicale,

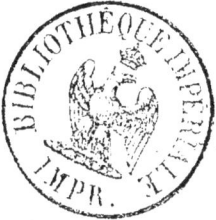

PAR

le Docteur Louis SAUREL,

EX-CHIRURGIEN DE 2me CLASSE DE LA MARINE, RÉDACTEUR DE LA REVUE

THÉRAPEUTIQUE DU MIDI, etc.

MONTPELLIER

JEAN MARTEL AÎNÉ, IMPRIMEUR DE LA FACULTÉ DE MÉDECINE,

rue Canabasserie 10, près la Préfecture.

1852

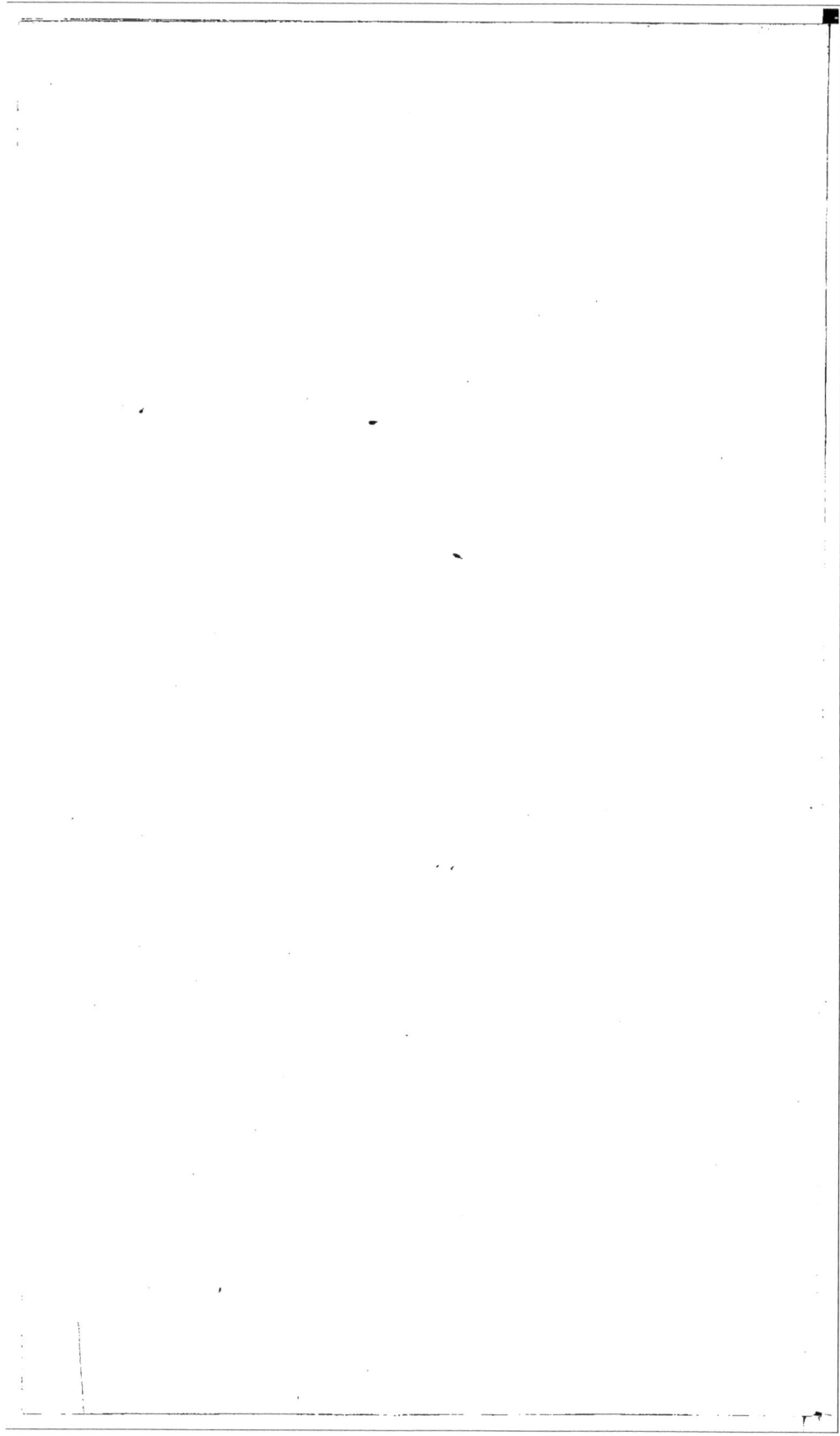

Le Journal *l'Union Médicale* contenait, dans son numéro du 20 avril 1852, une longue lettre de M. le docteur Roche, membre de l'Académie nationale de médecine, dans laquelle ce Médecin se livrait, sous le titre d'*Anatomisme et Vitalisme*, à un examen et à une appréciation de ces doctrines opposées. Cette lettre, que nous ne pouvons reproduire à cause de sa longueur, était destinée, en résumé, à prouver que le Vitalisme est une doctrine incapable de fournir à l'esprit des données utiles et de conduire le médecin à des applications thérapeutiques avantageuses. L'Auteur, conséquent avec ses écrits antérieurs, concluait, en proclamant l'*Anatomisme*, c'est-à-dire l'étude des organes, comme le seul moyen de faire faire de vrais progrès à la Science Médicale.

Malgré notre insuffisance pour une pareille tâche, nous pensâmes que les assertions de M. Roche ne pouvaient rester sans réponse, et qu'elles devaient être réfutées dans le journal même où elles avaient été imprimées. En conséquence de cette détermination, nous adressâmes à M. le Rédacteur en chef de *l'Union Médicale* la lettre ci-dessous, avec prière de l'insérer dans son journal. Peu de jours après notre envoi, M. le docteur Amédée LATOUR nous honorait d'une réponse, dans laquelle il nous faisait connaître, en des termes flatteurs, que le Comité de rédaction de *l'Union Médicale* avait reçu notre travail avec empressement, et qu'il en avait décidé la publication prochaine.

Notre lettre parut, en effet, dans ce journal, le 15 mai 1852. Nous la reproduisons ici sans aucun changement, mais en y ajoutant les quelques notes qui l'accompagnaient lorsqu'elle a été insérée dans la *Revue thérapeutique du Midi*.

8 Juin 1852.

ANATOMISME ET VITALISME.

A M. le Docteur AMÉDÉE LATOUR,

Rédacteur en chef de l'Union Médicale.

Montpellier, le 26 avril 1852.

Monsieur et très-honoré Confrère,

L'Union Médicale, vous l'avez dit et prouvé plusieurs fois, est une tribune libéralement ouverte à toutes les opinions consciencieuses et à tous les faits intéressants, à quelque doctrine qu'ils appartiennent; j'ose espérer, en conséquence, que vous serez assez bon pour donner place dans votre estimable journal aux quelques réflexions que j'ai l'honneur de vous soumettre sur un sujet des plus délicats, dont M. Roche a déjà entretenu vos lecteurs.

Si cette lettre vous est adressée directement, c'est que, M. Roche ayant fait connaître sa ferme intention de ne pas répondre aux objections qui pourraient lui être faites, il était bien inutile que je lui écrivisse. Soyez d'ailleurs convaincu, Monsieur le Rédacteur, que dans les lignes qui vont suivre, il n'y aura ni *gros mots*, ni *sarcasmes amers*, ni *superbes dédains*; l'Ecole à laquelle j'ai l'honneur d'appartenir ne se sert pas de telles armes, elle sait conserver envers ses adversaires scientifiques l'urbanité et le langage poli de la bonne société.

Mon but, en écrivant cette lettre, est de relever ce que je crois être des erreurs émises par M. Roche, et de fournir aux lecteurs impartiaux le moyen de s'éclairer sur la valeur respective du Vitalisme et de l'Anatomisme. Si je ne craignais d'être trop long, je réfuterais paragraphe par paragraphe toutes les propositions contenues dans le travail de M. Roche, mais cela m'entraînerait beaucoup trop loin; je serai donc obligé de me borner à quelques-unes d'entre elles.

« Le Vitalisme s'en va, dit M. Roche, le Vitalisme doit disparaître. » Cet arrêt sévère qui nous condamne à mort n'est heureusement pas sans appel. Jetons en effet un regard autour de nous : nous voyons presque toutes les publications médicales faites à Paris ou dans les départements s'empreindre de Vitalisme ; les adeptes et les défenseurs de la doctrine dite *Physiologique* renient leurs erreurs passées, et un grand nombre de membres parmi les plus distingués de l'Académie nationale de médecine proclament hautement la nécessité de voir dans les maladies autre chose que des organes dérangés ou *souffrants*. Lisez les journaux et les livres qui nous viennent de la Belgique, de l'Allemagne, de l'Italie, de l'Espagne même, et vous serez frappé des tendances véritablement hippocratiques qui se manifestent dans toutes ces productions. Sur quoi, d'ailleurs, M. Roche se base-t-il pour dire que le Vitalisme s'en va ? A-t-il fait un dénombrement des partisans de l'une et de l'autre doctrine, pour savoir quel est leur nombre respectif ? Ne serait-ce pas plutôt pour réchauffer les croyances un peu refroidies des partisans de l'Organicisme que sa lettre a été écrite ? — Il ne faut pas s'y tromper, la vérité a lui à tous les regards, et la génération médicale actuelle s'avance à pas lents, il est vrai, mais d'une manière assurée, vers la réalisation de cette unité de doctrine et de pratique qui a été le rêve de tous les réformateurs qui se sont succédé jusqu'à nos jours.

Il y a fort long-temps que l'on adresse aux Vitalistes le reproche de négliger l'anatomie et de rester dans les hauteurs de la métaphysique ; M. Roche ne dit, à cet égard, rien de plus que ceux qui l'ont précédé ; nous lui répèterons donc que le Vitalisme, loin de repousser les progrès de l'anatomie, les accepte de grand cœur et les apprécie comme ils le méritent, car l'Ecole de Montpellier a contribué puissamment à l'érection de cette science. Les GUY DE CHAULIAC, les RONDELET, les VIEUSSENS, les CHIRAC, les SYLVIUS, etc., étaient, on ne l'ignore pas, élèves ou professeurs de l'Université de Montpellier (1). De nos jours, un médecin qui ignorerait l'anatomie, ou qui nierait son utilité, ne pourrait pas plus se dire VITALISTE qu'ORGANICIEN ; mais est-ce à dire que l'anatomie soit tout, et qu'il soit inutile se s'élever au-dessus des phénomènes matériels pour chercher à connaître les lois qui régissent ces phénomènes ? Evidemment non.

---

(1) S'il était nécessaire de prouver que de nos jours l'anatomie n'est pas davantage négligée dans l'Ecole de Montpellier, il nous suffirait de citer le *Traité d'anatomie pathologique* du professeur Ribes, le *Traité d'anatomie* de M. Estor, le *Traité des anomalies artérielles* du professeur Dubrueil, etc., etc.

Les phénomènes de la vie ne peuvent en rien être expliqués par les causes de l'ordre physique ou chimique, ainsi que l'admet M. Roche lui-même ; cependant ils se présentent suivant certaines règles qui indiquent l'existence d'une cause particulière présidant aux phénomènes de la vie, comme l'âme préside aux phénomènes moraux, comme l'attraction, l'affinité, etc., président à ceux de l'ordre physique ou chimique. Ame, principe vital, attraction, gravitation, électricité, etc., sont des termes bien différents entre eux, mais qui indiquent l'existence de forces qui dirigent les phénomènes de l'ordre moral, comme de l'ordre vital, comme de l'ordre physique. Nous ne sommes pas plus certains de la *nature* de l'âme que de celle de l'attraction ; cependant nous admettons ces entités comme causes, parce que nous voyons qu'il est des phénomènes qu'elles seules peuvent nous expliquer (1). Il en est de même de la Force vitale qui préside aux phénomènes qui se passent dans tous les corps animés : vouloir découvrir dans les organes la cause de la vie, c'est vouloir trouver dans la forme d'un minéral

---

(1) **Dans** un récent article de la *Revue Médicale* (*), M. Sales-Girons nous reproche de ne pas faire une distinction, nécessaire suivant lui, entre les expressions *Principe Vital* et *Force Vitale*, la première ne pouvant être traduite que par *Être*, tandis que la seconde se traduit par *puissance*, *faculté*, *attribut*, etc. — Le passage que l'on vient de lire montrera à M. Sales-Girons de quelle manière nous comprenons la *Force Vitale ;* mais s'il attache aux mots une si grande importance, nous lui conseillons de renoncer au terme *Force,* qui, d'après les auteurs du *Dictionnaire des sciences philosophiques* (4e livraison, pag. 447-48), exprime l'idée de *substance active*, et non celle de *faculté* ou *puissance d'agir* qu'il paraît vouloir lui donner.

(*) V. le N° du 15 mai 1852.

la cause du calorique qu'il renferme. J'ai donc le droit de m'étonner de ce que M. Roche, qui admet l'existence d'une âme raisonnable, qui croit sans hésiter à l'attraction, à la gravité, etc., et qui se tient pour satisfait de cette définition de l'élasticité qu'il a donnée, ne veuille pas admettre pour les corps vivants une cause analogue.

Mais j'ai lieu d'être bien plus surpris lorsque, quelques lignes plus bas, l'Auteur voulant prouver que l'on peut être matérialiste en médecine sans nier l'existence de l'âme, emploie comme argument en sa faveur précisément ce qu'il vient de nier, c'est-à-dire la Force vitale. Voici ses propres expressions : « Les animaux et les plantes vivent. On est bien »forcé de reconnaître qu'ils vivent en vertu de la même *force* »qui fait vivre l'homme. Il y aurait quelque chose de blasphé-»matoire, une véritable impiété à accorder une âme à l'innocent »brin d'herbe et à la plante vénéneuse, à l'huître stupide et au »tigre féroce. Et cependant animaux et plantes naissent, se »développent, deviennent malades et meurent tout comme »l'homme! » Il est évident, d'après ce passage, que M. Roche n'est pas bien familiarisé avec la doctrine et le langage des Vitalistes; car il leur suppose la croyance que l'âme est pour quelque chose dans la naissance, le développement et la mort de l'homme. Il confond ici l'Animisme et le Vitalisme ; car les partisans de cette dernière doctrine soutiennent que, chez l'homme, comme chez les animaux, comme chez les végétaux, les phénomènes de la vie sont produits par une cause proba-blement identique, mais dont les effets varient suivant les êtres auxquels elle s'applique. L'âme humaine est totalement distincte de la force vitale commune aux animaux et aux végétaux. Cette conclusion ressort tout naturellement de la phrase de M. Roche que j'ai rapportée, et d'après laquelle on est en droit de supposer qu'il croit à la Force vitale ; et cependant il conclut de tout cela que la vie est la conséquence de l'organisation !!!

« Le Vitalisme, dit notre adversaire, n'a aucune valeur comme hypothèse.... Quelle perspective l'admission d'un principe vital comme cause et gouvernail de la vie et de ses actes, découvre-t-elle à l'esprit d'investigation ? » — A ces questions de M. Roche, permettez-moi, Monsieur le Rédacteur, d'opposer un passage emprunté à un Professeur dont vous ne récuserez certainement pas l'autorité ; voici comment s'exprime M. Andral : « Sans l'intervention de la force vitale, on ne comprend »pas plus la santé que la maladie. C'est cette force des forces »qui de tant de vies partielles fait une seule vie, qui fonde »l'unité du système vivant ; c'est elle qui, plus particu- »lièrement considérée dans les maladies, leur assigne un »ordre, une durée, une succession, leur imprime une »certaine direction, dont l'effet est le retour à l'équilibre »rompu ; c'est cette force, enfin, qui, au lieu d'anéantir les »forces physiques, reste à côté d'elles, intervient pour les »modifier, pour les contre-balancer (1). »

Mais voici qui est encore plus grave ; car, si nous en croyons notre honorable adversaire, « le Vitalisme ne conduit et ne

---

(1) Traité élémentaire de pathologie et de thérapeutique générales, d'après les leçons faites à la Faculté de médecine de Paris, par M. Andral. — *Prolégomènes*, p. 11.

»peut conduire à aucune application utile au traitement des
»maladies, attendu qu'en thérapeutique, tous les moyens
»étant matériels, on n'adresse pas les remèdes à des qualités
»ou à des abstractions, mais bien à des organes, des tissus et
»des liquides tout matériels aussi (1). En présence d'un malade
»atteint de pneumonie, le vitaliste lui-même oublie ses doc-
»trines, il s'applique à connaître les désordres matériels....
»Enfin, s'il saigne, fait appliquer des vésicatoires, administre
»du tartre stibié ou du kermès minéral, ce n'est certes pas en
»vue de diminuer, d'augmenter, de ramener à des conditions
»normales, ou de modifier d'une manière quelconque le prin-
»cipe vital ou les propriétés vitales du poumon ou du malade
»lui-même; c'est *uniquement dans le but de ramener l'organe à*
»*son état d'intégrité primitive*, absolument comme l'anatomiste. »

J'abrège cette citation, Monsieur le Rédacteur, afin de ne
pas abuser de votre complaisance; mais je dois répondre d'une
manière aussi complète que possible à la pensée exprimée par
M. Roche. J'ignore de quelle manière ce médecin peut s'y
prendre pour modifier un organe malade sans modifier ses
propriétés vitales; mais j'en appelle au jugement de tous les
praticiens, et je leur demanderai si, lorsqu'ils sont appelés
auprès d'un malade atteint de pneumonie, une fois la maladie
constatée, leur premier soin n'est pas de reconnaître l'état des

---

(1) Il ne serait pas difficile de prouver combien ces principes de
M. Roche sont peu généralement adoptés; nous renvoyons, à cet effet,
nos lecteurs aux *Lettres* de M. le docteur Dumont (de Monteux) sur le
mot *Hypochondrie* et à une lettre de M. le docteur J.-A. Gérard, publiée
dans le N° du 13 mai dernier de *l'Union Médicale*.

forces du malade , de s'assurer des conditions morales et physiques dans lesquelles il s'est trouvé précédemment ; s'ils n'ont
pas égard à la constitution médicale régnante ; s'ils ne décom-
posent pas la maladie en ses éléments principaux , et s'ils
osent instituer le traitement avant d'avoir mis en regard toutes
ces circonstances diverses.

N'est-ce pas la connaissance que le médecin a acquise de
l'état des forces , qui lui fait prescrire la saignée chez un
homme vigoureux , le tartre stibié chez un autre , et l'opium
chez un troisième ? Traite-t-il de la même manière l'homme, la
femme et l'enfant ? Non , évidemment non. Et cependant , dans
tous ces cas , vous avez pu reconnaître une altération d'organe
identique : c'est toujours une pneumonie que vous avez traitée !

Vous dites qu'en thérapeutique, tous les moyens étant matériels , on n'adresse les remèdes qu'à des organes , des tissus ou
des liquides tout matériels aussi. Soyez donc assez bon pour
me dire si vous appliquez le tartre stibié , le kermès minéral ,
la saignée , etc. , sur le poumon malade ? Je comprends que
l'on puisse appliquer des remèdes de toute sorte sur une plaie
de jambe , et peut-être y a-t-il là une action locale ; mais pré-
tendre qu'un remède que l'on fait prendre par l'estomac ou par
le rectum , ira directement s'appliquer sur un poumon malade ,
cela me paraît bien plus difficile à comprendre que la Force
vitale.

En supposant que le remède aille sans difficulté trouver
l'organe altéré , par quel hasard arrive-t-il si souvent que
vous obteniez des effets , non pas seulement locaux mais
généraux , si différents de ceux que vous désiriez ? N'est-il pas

vrai que lorsque vous administrez certains remèdes chez des malades dont les forces sont opprimées ou détruites, vous n'obtenez aucun effet local de vos remèdes jusqu'à ce que les forces se soient relevées ? Ce sont des faits que l'on observe tous les jours, et dont on ne peut méconnaître la nature que si l'on se met volontairement un bandeau sur les yeux. Disons-le donc bien haut : Oui ! dans la plupart des maladies, si ce n'est dans toutes, le médecin ne peut guérir les organes qu'en s'adressant aux forces qui font de ces organes quelque chose de différent des organes morts. Le médecin vitaliste ne néglige pas de s'assurer de leur état ; il donne à cet examen toute l'importance qu'il mérite, mais il sait qu'il ne peut rien sur l'organe tant que les forces ne seront pas modifiées. Nous dirons donc, avec M. le docteur Devay (1), que les maladies n'étant que des altérations dynamiques de l'état de notre organisme, il faut, pour les anéantir, des agents qui soient capables de produire des altérations dynamiques.

Quant à savoir s'il est vrai que les moyens dont dispose le médecin sont tous matériels, j'ai bien de la peine à comprendre sur quoi on se base pour soutenir une semblable opinion ; je ne sache pas, par exemple, que l'intimidation, moyen si employé de nos jours dans le traitement de la folie et de quelques autres maladies nerveuses, ait rien de matériel ; je ne comprends pas non plus comment la simple nouvelle donnée à un nostalgique qu'il va retourner dans son pays peut guérir

---

(1) Recherches nouvelles sur le principe actif de la ciguë (conicine), et de son application aux maladies cancéreuses, etc., par le docteur Francis-Devay et M. Guilliermond, pharmacien. — *Introduction*.

matériellement sa maladie. Je pourrais multiplier ces exemples,
mais je me hâte de répondre à une objection que M. Roche
regarde comme victorieuse ; ce sera par là que finira ma lettre.

« *Ecartez de nos bibliothèques*, dit notre adversaire, *tous les
»ouvrages qui traitent du principe vital, de la force vitale, de la
»résistance vitale, des propriétés vitales, de la nature médica-
»trice et de toutes les abstractions de ce genre exprimant les mêmes
»idées : que perdrons-nous, en définitive ? Des mots vides de
»sens, des dissertations creuses, et rien de plus.* »

Ma réponse ne sera ni longue ni difficile, et je dirai à
M. Roche : Si vous écartez comme inutiles tous les ouvrages
que vous dites, vous supprimerez tout d'un coup la presque
totalité des ouvrages de médecine ; quelques exemples suffi-
ront pour prouver la vérité de la proposition que j'avance.

Ouvrez l'*Anatomie générale* de Bichat, le plus remarquable,
sans contredit, des ouvrages de ce célèbre anatomiste, les mots
de *propriétés* et de *forces vitales* se rencontrent à chaque pas ;
des chapitres entiers de cet ouvrage sont consacrés à l'étude
des propriétés vitales, et à chaque page on trouve des passages
dans le genre de ceux-ci :

« En examinant les propriétés de tout organe vivant, on
»peut les distinguer en deux espèces : les unes tiennent immé-
»diatement à la vie, commencent et finissent avec elle, ou
»plutôt *en forment le principe et l'essence ;* les autres n'y sont
»liées qu'indirectement et paraissent plutôt dépendre de l'or-
»ganisation, de la texture des parties. La faculté de sentir,
»celle de se contracter spontanément sont des *propriétés*
»*vitales.....* » (T. I, 1re part., p. 60.)

« L'homme et les espèces voisines, qui sont l'objet spécial de
»nos recherches, jouissent donc évidemment de toutes les *pro-*
»*priétés vitales*, dont les unes appartiennent à sa vie organique,
»les autres à sa vie animale. » (T. 1, 2ᵉ part., p. 7.)

« Examinez tous les phénomènes physiologiques, tous ceux
»des maladies, vous verrez qu'il n'en est aucun qui ne puisse,
»en dernier résultat, se rapporter à une des *propriétés* dont
»je viens de parler.

» La vérité incontestable de cette assertion nous mène à une
»conséquence non moins certaine pour le traitement des
»maladies, savoir : que *tout moyen curatif n'a pour but que de*
»*ramener les propriétés vitales altérées au type qui leur est*
»*naturel.* » (Ibidem, p. 9.)

Il ne serait pas difficile de citer un grand nombre de passages
de Bichat, qui prouvent combien était vitaliste cet auteur que
l'on regarde comme le chef de l'Ecole organicienne ; ses ouvrages
devraient donc être écartés sans pitié de toutes les bibliothèques.

Parcourez maintenant les œuvres de M. Andral, celles de
M. Fr. Dubois, celles de M. Grisolle, celles de MM. Trousseau
et Pidoux, de M. Gerdy, de M. Vidal (de Cassis), de M. Bous-
quet, de M. Cayol, de M. Michéa, de M. Cerise, de M. Socquet,
de M. Bonnet, de M. Devay, de M. Coste (de Bordeaux), de
M. Barbier, et de tant d'autres écrivains du premier mérite
qui appartiennent à l'Académie, à la Faculté de Paris, aux
écoles secondaires ou à la presse médicale ; vous voyez toujours
les forces ou les propriétés vitales jouant un rôle des plus
importants dans la production, la marche ou la guérison des
maladies. Tous ces médecins, il est vrai, ne sont pas Vitalistes

comme on l'est à Montpellier, mais qu'importe? La religion chrétienne en est-elle moins vraie parce que les hommes qui la suivent sont divisés en de nombreuses sectes?

Je ne parlerai pas des ouvrages sortis de Montpellier, tels que ceux de Barthez, de Grimaud, de Fouquet, de Bordeu, de Fr. Bérard, et de bien d'autres qui n'ont pas été sans éclaircir quelques points de la science ; mais si vous rejetez comme inutiles tous les ouvrages qui parlent de forces ou de propriétés vitales, que vous restera-t-il? Rien que des ouvrages d'anatomie normale ou pathologique, car vous ne pourrez pas conserver un seul ouvrage de physiologie.

Je m'aperçois, Monsieur le Rédacteur, que malgré mon désir de faire cette lettre aussi courte que possible, je l'ai prolongée beaucoup plus qu'il ne convenait; je vous prie d'agréer mes excuses, et de me croire

Votre très-obéissant serviteur,

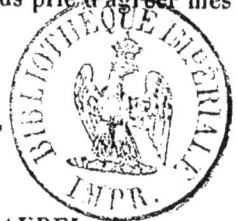

Louis SAUREL, D. M. M.

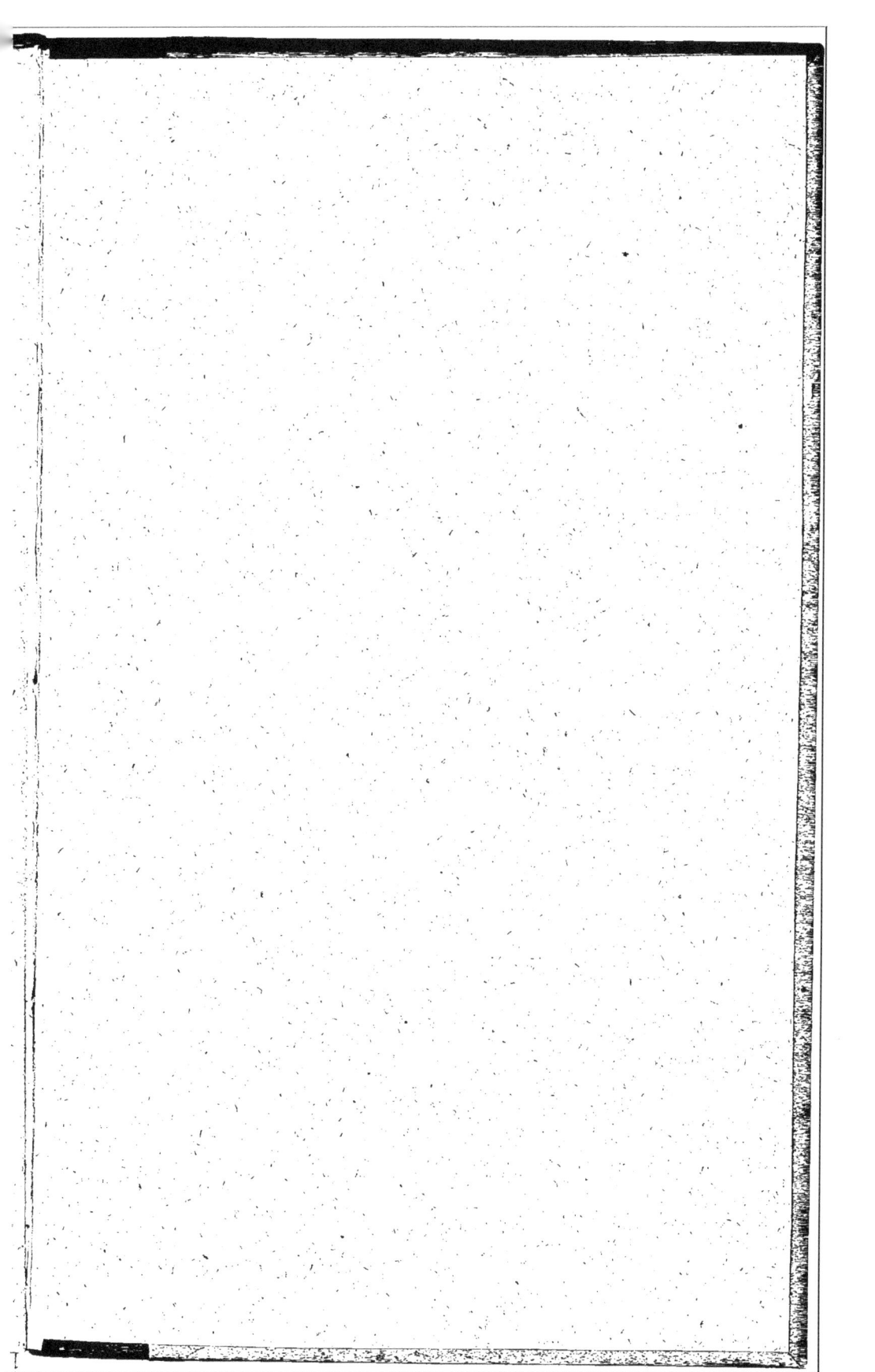

BIBLIOTHEQUE NATIONALE DE FRANCE

3 7531 00392311 8